U0164816

大人照顧者

移民 父母點算？

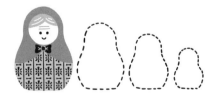

編者的話

文：陳曉蕾

　　這是人口流動的世界：去外地升學、在異地發展事業、到寧靜地區退休……人們在不同的地方定居，期間如何繼續照顧家人，尤其上了年紀的父母？

　　第一件事要衡量的，其實是父母的意願。可能父母更願意留在熟悉的地方，也可能願意嘗試新生活，又或者定一個時間，再作決定。

　　子女離港前可以先評估父母的健康、情緒、社交圈子是否有足夠支持。美國老年醫學專家 Dr. McCullough 撰寫的《哈佛醫學專家的老年慢療八階段》，提醒子女不要假定父母年紀大，就會失去自理能力，就算父母發現有長期病或者跌倒等，亦不要反應過大：「強調長者仍然保有的能力，

避免驚慌，或過早終結他們的獨立。」

　　子女可以先了解父母的社區，有什麼醫護社福資源，留意與父母親近的親友。香港大學秀圃老年研究中心總監樓瑋群博士建議要有兩手準備：包括日常長期支援，例如長者地區中心、日間中心、上門或者院舍服務；以及緊急時，有信得過的人可幫手。

　　讓長者安心老去，本來就是整個社會需要一起合作，子女是重要但不是唯一的「持份者」，需要動員更多家人、朋友、鄰居，以及醫護社福機構等幫忙。

　　大銀和博愛醫院合作的手機程式啱傾 Carers Chat 有海外照顧者小組，歡迎加入。

目錄

1 │ 評估父母的需要

全球化下，子女移居而父母留家居住的現象很普遍，外國有不少針對這種空巢症候群（empty nest syndrome）的研究。

2018 年刊登在美國公共科學圖書館期刊的一份綜合報告，探討成年子女移居，對年老父母的心理影響。報告整理了 25 個來自世界各地，包括中國、印度、歐洲、美國及墨西哥等針對「空巢父母」的相關研究。

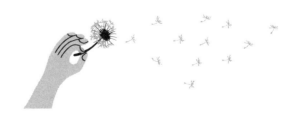

正面影響

子女不在身邊，更 happy ？！

　　對一些父母來說，子女不在身邊，身心居然更健康，對一些老夫老妻而言，更是遲來的蜜月期。原因包括：

- 參與社交活動
- 重新發展興趣
- 更自由和有更多時間認識朋友

負面影響

子女不在，苦無倚靠？

綜合研究指出，子女不在身邊，整體而言，對父母心理明顯有負面影響，尤以下列風險較高：

- 認知功能缺損
- 憂慮
- 抑鬱
- 孤獨

因應文化背景和身體狀況，以下情況，對留守的父母影響較大：

- 獨居或有慢性疾病的長者
- 居於重視孝道、養兒防老的東南亞國家
- 年長女性，因以往重心多放在育兒和家務上，缺少親人以外的社交圈子

父母的身體狀況、社交支持、社交圈子數量、社區參與等，都對其心理健康有極大影響。先了解其身體及社交狀況，可更有效規劃之後的照顧。

你的父母是哪一種？

「陸斌社會網絡量表」專為長者度身訂造，測量社交安全網，被廣泛用於老人精神健康和社會支持方面的研究。這量表有助子女先了解父母現有的社交網絡，看有需要時是否有足夠的支援。

社交支援評估

1. 你每個月至少見一次面 / 會聯繫的親屬有多少位？

0	1	2	3-4	5-8	9 或以上
○	○	○	○	○	○
0 分	1 分	2 分	3 分	4 分	5 分

2. 你有多少位感情好 / 需要時你會找他幫手的朋友或鄰居？

0	1	2	3-4	5-8	9 或以上
○	○	○	○	○	○
0 分	1 分	2 分	3 分	4 分	5 分

3. 你有多少位可以放心講心底話 / 需要時會幫手的親屬？

0	1	2	3-4	5-8	9 或以上
○	○	○	○	○	○
0 分	1 分	2 分	3 分	4 分	5 分

4. 你有多少位可以放心講心底話 / 需要時會幫手的
   好朋友或鄰居？

0	1	2	3-4	5-8	9 或以上
◯	◯	◯	◯	◯	◯
0 分	1 分	2 分	3 分	4 分	5 分

5. 你與最熟的親屬會多久聯絡一次？

少於 每月一次	每月一次	每月 二至三次	每周一次	每周幾次	每天
◯	◯	◯	◯	◯	◯
0 分	1 分	2 分	3 分	4 分	5 分

6. 你與最熟的朋友或鄰居會多久聯絡一次？

少於 每月一次	每月一次	每月 二至三次	每周一次	每周幾次	每天
◯	◯	◯	◯	◯	◯
0 分	1 分	2 分	3 分	4 分	5 分

7. 要做重要決定時，你有多常找人商量？

從來沒有　　很少　　　有時　　　時常　　　經常　　　每次都會
　　◯　　　　◯　　　　◯　　　　◯　　　　◯　　　　◯
　0分　　　　1分　　　　2分　　　　3分　　　　4分　　　　5分

8. 其他人要做重要決定時，有多常會找你商量？

從來沒有　　很少　　　有時　　　時常　　　經常　　　每次都會
　　◯　　　　◯　　　　◯　　　　◯　　　　◯　　　　◯
　0分　　　　1分　　　　2分　　　　3分　　　　4分　　　　5分

9. 你有多常幫助家人／朋友／鄰居，例如幫忙買東西？

從來沒有　　很少　　　有時　　　時常　　　經常　　　每次都會
　　◯　　　　◯　　　　◯　　　　◯　　　　◯　　　　◯
　0分　　　　1分　　　　2分　　　　3分　　　　4分　　　　5分

10. 你是否獨居？如果不是，與什麼人同住？

獨居	與沒親屬關係的人 (如外傭)住	與家人、親戚 或朋友住	與配偶住
○	○	○	○
0 分	1 分	4 分	5 分

　　量表總分為 0 至 50 分，以 19 分作分界。若得分等於或少於 19 分，即長者可能面臨社交支援不足，且得分愈低，風險愈大，需要關注。

　　鼓勵父母參與社區活動，擴大社交圈子，不但能減低他們在子女移民後的失落感，更是老而健康、老而自在的必要準備。

資料來源:陸斌社會網絡量表《長者身心健康測量手冊》

測試日期　　　　　　　　　**測試分數**

注意事項

父母的社交圈子（包括家人、朋友、鄰居等）

健康評估要全面

坊間驗身項目花多眼亂，香港中文大學賽馬會老年學研究所所長胡令芳指長者有特別需要：「基本身體檢查，量體重、度血壓、驗血也可以，但對於長者來說，檢查必須是全面的，涵蓋身體、心理、社交。」

長者身體檢查資料

檢查項目	針對病症	檢測密度
體重指標	腦血管病、心臟病、糖尿病	每年一次或以上
血壓	腦血管病、心臟病、腎病	每年一次或以上
血糖	糖尿病	每三年檢查一次空腹血糖水平
骨質密度	骨質疏鬆、骨折	65 歲或以上婦女、70 歲或以上男士：每三年檢查一次
大腸	大腸癌	50 歲至 75 歲人士：每一至兩年接受一次大便隱血測試；或每五年接受一次軟式乙狀結腸鏡檢查；或每十年接受一次大腸鏡檢查

檢查項目	針對病症	檢測密度
肌肉	肌肉流失、少肌症、平衡力	視乎症狀
牙齒	牙石、蛀牙、牙周病	每年一次
視力	青光眼、白內障、老花	每年一次
聽力	聽力衰退、弱聽	每年一次
認知功能	認知障礙症	視乎症狀
情緒	抑鬱症	視乎症狀

　　公營醫院、社福機構、私家診所及化驗所都有提供身體檢查服務。要找合適的機構和項目，最理想是由熟悉父母狀況的家庭醫生作出建議，不然因應年齡，可考慮健康狀況、生活模式、以及個人和家族病史。

一般來說，沒有不良生活習慣或特殊病史的人，選擇基本或標準套餐，已能篩檢出九成威脅健康的慢性疾病。

基本檢查而言，想舒適可揀選私家醫院；想經濟一點，非牟利醫療機構是不錯的選擇：

基督教聯合那打素社康服務

位於觀塘、藍田、佐敦、大埔、天水圍的健康中心均有體檢服務，有多款套餐，向 60 歲或以上的長者提供記憶力測試、抑鬱量表和跌倒危機評估。

香港家庭計劃指導會

提供針對更年期婦女及男士的體檢服務，灣仔、馬頭涌、黃大仙、荃灣、元朗均有診所，可選擇由醫生或護士評估。

廣華醫院婦女健康普查部
東華三院婦女健康普查部（北角）

由專科醫生負責乳房及盆腔檢查，接受乳房 X 光造影檢查的女士，可以加驗血液、尿液、大便、骨質密度等，可選逐項收費，亦有兩款特價套餐，以及更年期諮詢服務。

賽馬會躍動啓航計劃（至 2023 年 4 月）

想讓 50 歲或以上人士全面評估身、心、社、靈的狀態，可參加由香港大學秀圃老年研究中心主辦的賽馬會躍動啟航計劃。參加者需先完成「人生規劃自我評估測試」，其涵蓋內容十分廣泛，包括生活型態、社會參與、學習型態、健康習慣、性與關係、情緒健康等範疇。完成線上自我評估後，參加者可獲得專屬評估報告，並參加報告解說工作坊，辨識其自身現況及將來的潛力。平台會按參加者的評估結果推介合適活動，如各類型義務工作、運動班、進修課程等。

父母健康狀況

父母情緒狀態

注意事項

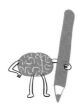

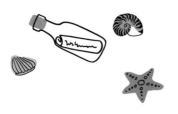

2 | 擴闊父母的生活

移民之際，若然父母身體相對健康，可以讓父母擴大生活圈子，建立社區網絡。坊間為年輕長者而設的活動愈來愈多，不少社福機構以此開設中心或服務，提供進修、運動、做義工等機會。

針對這群學歷較上一輩長者高、見識廣、想法多的年輕長者，社福機構亦相應調整服務方針，不止視他們為服務使用者，更著重與他們如夥伴般合作，有商有量，並鼓勵他們發揮才能、分享經驗、探索自我，迎接人生下半場。

終身學習　增值自己

　　當兒女已長大，父母毋須再事事操心，更有餘裕鑽研年輕時未必有時間發展的興趣，進修好奇已久的科目，學習新技能。許多大專院校及社福機構提供相關課程，讓長者因應興趣、學習水平、居住地點，選擇合適的課程。

樂齡 IT 易學站　進修科技知識

子女、孫兒移居外地，長者掌握基本的電腦及電子通訊技能，不但有助維繫彼此關係，亦是自身娛樂、社交的途徑，以及獲取公營服務及資訊的重要工具。「樂齡 IT 易學站」設有線上課程，讓長者進修各類型的科技知識。

東華三院「輕老族」

　　東華三院開設了數間年輕長者服務中心，讓 50 歲或以上人士拓展新興趣，發掘自我。

東華三院越齡　五花八門興趣班

東華三院首間成立的年輕長者服務中心，是位於筲箕灣的越齡，其興趣班五花八門，例如沖咖啡、繡花、無伴奏合唱、藍染、Ukulele 等。社工亦著重推動學員轉化為義工，以所學技能服務社區。

地址：筲箕灣筲箕灣道 360A 號
　　　天悅廣場 2 樓
電話：2967 0170

東華三院薈齡 AI 生活館　主打藝術、多媒體

藝術沒有標準答案，這正正貼合退休生活自由自在、可重新探索潛能的特質。位於何文田的薈齡 AI 生活館，較著重藝術及多媒體活動。這兒樂器齊全，有一整套 drum set 讓學員夾 band；想學習畫技，亦可用到各類型顏料及畫具；再高科技一點，更可學執相、拍攝、剪接、做直播 KOL。

地址：何文田愛民邨信民樓
　　　　地下 121 號
電話：3619 3169

長者學苑　到學校上課

勞工及福利局推行的「長者學苑計劃」，由社福機構與辦學團體合作，學校會利用其設施提供課程，讓長者在校內進修。與中小學相比，專上學院的長者學苑較為學術性，多間院校皆設有旁聽生計劃，長者可以用旁聽生身份修讀部份本科課程，與其他大專生一起上課，但不用完成功課及考試。

電話：3655 5861

第三齡學苑 50+ 教 50+

由社聯統籌的「香港第三齡學苑」,「課室」散見於18區不同長者中心內。學員、導師、以至課程設計者,全是 50+ 人士。每間中心根據導師想教什麼、學員想學什麼,衍生出不同課程。香港社會服務聯會總主任(長者服務)司徒偉珠說,不少導師起初只是課程學生:「慢慢醞釀他們多參與,成為教導者。」箇中樂趣不只是教與學,更是友誼和成長。

電話:2876 2409

長青進修　教知識也教生活

云云長者課程中，基督教香港信義會和香港教育大學合辦的「長青進修」，學習時數較長、收費較貴，短期及長期課程學費分別為二千及六千多元。「如果冇咁上下內容，係唔值得收咁嘅價錢」，信義會沙田多元化金齡服務中心主任張家瑋表示，課程導師具大專授課經驗，課程結構由淺入深，兼備學術知識及生活化應用。例如中醫課程學員要為家人設計食譜，心理學課程學員則要寫反思日記，記錄日常省思。

地址：新界沙田瀝源邨貴和樓地下 123，125-140 號

電話：2691 7163　　　　　網站　　　　　面書專頁

做運動操 fit 啲

　　踏入 50 歲，體能下降，但透過恆常運動，健康能慢慢逆轉。以下運動服務專為年輕長者而設，範疇全面，能顧及肌肉、心肺功能、平衡力、柔軟度等。部份服務更有醫護、物理治療師助陣，方便長者一站式管理健康。

賽馬會流金匯　跨專業管理健康

佔地 7,000 呎的賽馬會流金匯，內有體適能教練、護士、物理治療師、營養師、中醫、社工、視光師駐場。中心經理許彩玉解釋服務流程：「先由護士『守門口』，為新會員評估身體，再按狀況分流給其他同事，例如太肥就見吓營養師，膝頭痛就見吓物理治療師。」體適能教練會為會員制訂運動企劃，當中賣點是 Smart Fit 智能器械健體系統訓練，電腦可自動為會員配給適當阻力、壓力的器械，讓會員在教練監督下，自務進行肌肉訓練。

地址：大埔富善邨善鄰樓地下 A 及 B 翼

電話：3763 1000

WhatsApp：6923 8445

Y Fitness 躍動力 區區有得做

由香港基督教女青年會創立、專為 40+ 人士提供運動訓練的社企「Y Fitness 躍動力」，幾乎 18 區也有授課場地，方便大家原區做運動。

想全面鍛煉，可參加糅合心肺功能、肌力、柔軟度及平衡力訓練的綜合運動班；想針對個別身體弱項，則有多元化的主題訓練班，較特別的包括適合關節痛人士的水中健體訓練班、邊跳舞邊運動的 Zumba 健身舞。

電話：3974 5279
WhatsApp：5222 7017

東華三院金齡中心 用氣壓操肌

東華三院另一間年輕長者服務中心、位於上環的金齡中心，主打健康管理。新會員評估身體後，會先與教練制訂訓練計劃，再配對適合課程。中心賣點是設有從芬蘭引入的 HUR 健體器材，透過可微調的氣壓阻力，提供更安全的肌肉訓練，再輔以其他運動班，改善個別弱項。

地址：上環永樂街 148 號南和行大廈 27 樓 2703-04 室

電話：2884 9011

金齡薈 從室內做到郊外

由基督教香港信義會成立的社企「金齡薈」，設有伸展、帶氧運動及肌力訓練三大類運動班，包括適合運動零基礎人士的舒痛伸展班、善用不同小工具進行阻力訓練的肌力課程，間中亦有跳舞班、風帆體驗班、秋冬季的山藝班等。

另外，金齡薈亦推行「金齡圖書館計劃」，讓不同背景的輕老族走入學校，向學生分享職場經歷及生涯規劃心得。

地址：九龍太子道西 204 號 3 樓

電話：2415 0128

從興趣出發做義工

新一代長者有學識、有活力、有要求，未必甘於做刻板重複的義務工作，但若然義工符合其興趣、有意義、能讓他們發揮才能，長者會漸漸覺得有滿足感，熱衷其中。

社區導賞、沖調咖啡、職涯指導 …… 坊間義工種類多不勝數，部份更設有培訓及配對，讓長者落腳於合適的義工模式。

樓長計劃 做好鄰舍

遠親不及近鄰，讓父母擁有更多朋友及鄰居關係，不但可豐富生活，亦是應急時的及時雨。社區投資共享基金在全港 18 區資助了不少由社福機構統籌的鄰舍互助計劃、樓長計劃，為街坊提供培訓，鼓勵相對健壯的長者發揮所長，自己社區自己幫。

- 街坊做樓長或層長，負責關心及留意鄰居的動向和需要，加強鄰里關係。例如樓長見街坊幾日沒出現，便會打電話或登門造訪，遇到不尋常的情況，會「報料」給地區團體跟進。
- 提供培訓課程，包括家居安全、急救、危機處理、認識情緒、精神健康等。

招募對象：相關計劃所服務區域內的居民

耆力無窮 操 fit 體弱長者

由香港大學運動中心、香港大學秀圃老年研究中心及多間社福機構合辦的「耆力無窮」計劃，培訓 50+ 人士成為運動教練，帶領體弱長者做運動。參加者會接受約 100 小時的培訓，學習體適能、解剖學、運動安全、急救等知識，再到社區中心服務長者。

招募對象：身體狀況許可的 50+ 人士，需通過體能測試及面試

電話：3917 1765

金齡圖書館 讓中學生「借閱」生涯故事

由基督教香港信義會「金齡薈」開展，招募 50+ 人士以自身經歷為書，讓青少年「借閱」交流。參加者會先與社工整理、回顧自己前半生，進行共 7.5 小時的培訓，再進校與中學生交流，傾聽學生發問，並分享人生閱歷及職場經驗，讓學生探索生命的可能。

招募對象：50 歲以上、有熱忱接觸青少年、樂於以開放態度聆聽及分享人生經歷的人士

電話：2415 0128

樂職顧問 為年輕人指導職涯

退休人士在職場打滾半輩子，多年來累積的寶貴經驗，可以向年輕人傳承。由社企「樂活新中年」開展的「樂職顧問」項目，歡迎中高齡人士登記成為樂職顧問，為年輕人提供職業諮詢，介紹行業，分享工作經驗。

招募對象：在同一行業具有逾 20 年經驗、

溝通技巧良好的中高齡人士

電話：2833 6755

WhatsApp：6686 5812

樂齡同行　支援抑鬱長者

「與社工相比，由長者去關心長者情緒健康，可以是同樣有效，甚至更有效。」香港大學社會工作及社會行政學系公眾教育主任張博文指，「賽馬會樂齡同行計劃」套用朋輩支援概念，義工經培訓後，可支援社區上有抑鬱風險的長者，形式包括社區活動、以小組形式陪伴長者、設立街站等。

招募對象：50 歲或以上、具備基本書寫能力、對長者精神健康有興趣的人士

電話：3917 1759

香港輔助專業人員計劃 專業技能輔助社會

具有專業技能的退休人士,經基督教家庭服務中心「香港輔助專業人員計劃」培訓及配對後,將被編配到不同的社會服務單位。何謂「專業技能」?基督教家庭服務中心創老工作室服務經理黃鈺珊解釋,有以下兩類:

1. 與專業資格或學歷掛勾,如退休前從事醫護、教師、會計、工程等範疇。

2. 未必有認證的技能,如攝影、運動、活動籌辦、藝術等。「以音樂為例,不只是一門興趣,也可以是一項技能。例如心光盲人學校便需要音樂專才,把樂譜翻譯成為點字樂譜。」黃鈺珊建議,報名者別吝嗇填寫自己的技能及興趣,培訓後有機會配對予各式社會服務。

招募對象:擁有專業技能或資格的退休人士。加入團隊後,需承諾最少服務一年

電話:2950 5858

義工局　專才義工隊

義務工作發展局是香港大型義工平台之一，提供義工招募、配對、轉介服務。

　　機構設有 13 支專才義工隊，適合具備個別專長的人士參加，如社區服務導遊隊、閱讀義工服務隊、理髮義工隊等。

義工服務中心

地址：香港西營盤西源里 6 號源輝閣 1 樓

電話：2546 0694

時間銀行 儲服務又儲朋友

　　不少社福機構推廣「時間銀行」概念，以時間為貨幣，鼓勵街坊做義工、換服務，建立社區支援網絡。以下計劃，主要對象為退休人士及長者：

浸信會愛羣社會服務處 「耆妙護航」社區支援計劃（至 2023 年 3 月）

招募義工當「護航大使」，接受護老培訓，為長者提供生活協助，如陪診、購物、修理水電和接送等，同時可將義工時數換取服務。

招募對象：葵青區的退休人士、長者或婦女
推行地區：青衣邨和麗瑤邨

基督教家庭服務中心「時間銀行」· 生活助手

須接受溝通技巧、推輪椅、護理知識等培訓,支援長者服務,包括家居探訪、電話慰問、陪診、美髮、修甲等。

招募對象:退休人士

推行地區:觀塘、黃大仙

地址:觀塘翠屏道 3 號 10 樓

電話:9817 5312

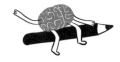

父母的興趣

可推介父母參與什麼？

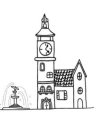

3 ｜ 申請服務要知碇

在一個照顧者研討會上，一位在職照顧者分享指公司用頗優的條件遊說她去內地工作，然而想到家有兩老，就難以離開。香港大學秀圃老年研究中心總監樓瑋群博士指出，類似的調職及移民情況，不止在香港發生，國際間有不少關於「遠距離照顧」的研究。

樓瑋群建議要有兩手準備：

1. 日常長期支援 找機構服務

　　未雨綢繆，了解公私營機構所提供的長期護理服務，包括上門照顧、日間中心、院舍服務，讓父母得到長期照顧。

2. 緊急支援 找信得過的人

　　平時可用電話或視像通訊跟父母聯繫，但遇有突發情況或急病入院，就需要可靠的親朋戚友照應。

　　這一章，會先簡介如何申請政府津助的長者照顧服務。

安老服務統一評估機制

在香港，社會福利署按長者健康和生活需要，提供兩類服務：

1. 長者社區支援服務

主要向 60 歲或以上的長者及其照顧者提供服務，包括 41 間長者地區中心、171 間長者鄰舍中心。由於外判給不同的社福機構，每間中心的文化和服務特色並不全然一樣，尤其鄰舍中心。

2. 長期護理服務

長期護理服務分為兩類，第一類「社區照顧服務」讓長者留在家裡居住，然後按需要提供上門送飯、洗澡、清潔家居、陪診、購物、復康運動等服

務。還有日間護理中心，長者日間去這些中心做運動、吃午飯等，下午約四時回家。

第二類「安老院舍照顧服務」則讓長者入住院舍，按體弱程度入住護理安老院和護養院。

「社區照顧服務」和「安老院舍照顧服務」是要申請的，可以找長者居住區內所屬的長者地區中心社工，經轉介進行「安老服務統一評估」。

長者地區
中心名單

「安老服務統一評估」是什麼？

　　2021 年 8 月之前的評估分為四大範疇，由評估員上門完成：

1. 身體機能受損程度
2. 健康問題
3. 環境問題，如家居環境是否安全
4. 應付問題，如照顧者的意願及能力

　　若長者被評為身體機能達中度或嚴重缺損，即合符資格，可輪候政府資助的家居照顧服務、日間中心或津助院舍等。

2021 年 8 月之後，社署使用新的評估機制：

1. 「日常生活活動受損分數」：仍由評估員評估長者的日常自顧能力，例如進食、移動、個人護理等。

2. 「資源使用組別分數」：額外加上社署評分，審視長者需要什麼程度的護理、長期護理服務使用量等。

3. 加入認知障礙症相關的因素，例如長者記憶力、行動能力下降在多大程度上影響日常生活。

　　兩者分別之一，是能否同時輪候社區和院舍照顧服務。

前社聯總主任（長者服務）梁凱欣曾撰文解釋，在舊制下，一位長者健康嚴重缺損，同時又有環境和應付問題，那就只會安排輪候院舍，有三成合資格使用長期護理服務的長者，屬這樣的情況。其餘近六成人有環境或應付問題，可以「雙重選擇」：繼續留在家裡接受上門服務及往日間護理中心，或者入住院舍。

　　一般人由於擔心無法進津助院舍，很多時都會預先排隊，即這六成長者會和那三成有較迫切需要院舍的長者，一起排院舍。

　　新制則由社署評分，合資格長者只可以「單一選擇」：

　　合資格申請院舍的長者，如輪候期間選擇先使用社區照顧服務，院舍服務會暫時被列為「非活躍」個案。直到長者停用社區照顧服務，才變成「活

躍個案」，輪候次序亦會回復到原來位置，不用重新輪候。

　　舊制下，長者不能主動要求列為「非活躍」個案，令一些仍想留在社區生活的長者無法暫時「叫停」。如長者獲派宿位後選擇放棄，下次申請便要重新輪候。但新制容許長者按照自己意願，隨時要求列為「非活躍」個案，有需要時才繼續輪候。有前線社工表示，大部份照顧者和長者都歡迎新安排。

STORY
準備好先住院舍

伯伯跌倒入院後，按社工建議接受安老服務統一評估，結果判定他適合入住院舍。伯伯大驚，他未有心理準備入住院舍，亦認為自己的身體不算差，只需要短期的社區照顧服務，例如上門復康訓練、送飯和陪診。

在舊制下，如果伯伯不想輪候院舍，只能連同社區照顧服務一併撤銷申請。如果繼續輪候，但數年後獲派宿位時仍不想入住，便要放棄資格，下次重新評估及申請。

在新制下，伯伯可以要求將自己列為「非活躍」個案，同時使用社區照顧服務。當他自認為身體機能衰退、有心理準備入院舍時，才變成「活躍個案」

繼續輪候。

　　雖然新制似乎減少了輪候院舍的長者人數，然而社署的社區照顧服務一向被批評嚴重不足，令很多長者和家人擔心。前線社工則認為，近年已增加了不少社區照顧名額，但問題在於這些服務能否切合不同長者的需要，例如送飯服務未必照顧到一些偏遠地區長者。

看看照顧者的經驗分享：

我的老爸 46
安老服務統一評估（上）

我的老爸 47
安老服務統一評估（下）

照顧筆記

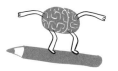

三類社區照顧服務

以下三類社區照顧服務，大部份需要長者通過「安老服務統一評估機制」才可申請：

A. 家居上門服務

- 綜合家居照顧服務，分為體弱個案及普通個案
- 改善家居及社區照顧服務

B. 日間護理中心

C. 社區服務券

可同時使用日間護理中心和上門的家居服務，暫時是試驗計劃，需要由社署邀請使用，不能主動要求。

A1. 綜合家居照顧服務：體弱個案

資格：

- 65 歲或以上的長者（證實有需要的 60 歲至 64 歲長者，亦可使用此服務）
- 身體機能被評定為中度或嚴重缺損

服務內容：

- 護理服務：個人照顧、日間護理、日間上門看護、輔導、家居環境安全評估及改善建議、交通及護送
- 特別護理：復康運動、照顧者支援、暫託、24 小時緊急支援、送飯、言語治療、認知障礙症照顧

輪候時間：約六個月（截至 2022 年 8 月）

提供單位：61 支來自社福機構的服務隊

A2. 綜合家居照顧服務：普通個案

資格：

- 優先考慮個人及家庭支持薄弱及低收入人士，例如獨居長者或雙老家庭
- 毋須經過統一評估機制

服務內容：

個人照顧、家務、家居環境安全評估、送飯、洗衣、護送、日間上門看顧、購物及送遞

輪候時間：沒有數字

提供單位：61 支來自社福機構的服務隊

A3. 改善家居及社區照顧服務

資格：

- 65 歲或以上的長者（證實有需要的 60 歲至 64 歲長者，亦可使用此服務）
- 身體機能被評定為中度或嚴重缺損

服務內容：

- 護理服務：個人照顧、日間護理、日間上門看護、輔導、家居環境安全評估及改善建議、交通及護送
- 特別護理：復康運動、照顧者支援、暫託、24 小時緊急支援、送飯、言語治療、認知障礙症照顧

輪候時間：約六個月（截至 2022 年 8 月）

提供單位：31 支來自社福機構的服務隊

B. 社區照顧服務：日間護理中心

資格：

- 60 歲或以上，身體機能被評定為中度或嚴重缺損
- 未能獲照顧者全時間照顧

服務內容：

個人照顧、護理服務、復康運動、健康教育、照顧者支援、輔導及轉介、膳食、社交及康樂活動、往返中心的接載

服務形式：

- 全時間服務：一星期內四天或以上

  （適合日間缺乏家人照顧而自顧能力較低的長者）

- 部份時間服務：一星期內少於四天

  （適合自顧能力較高而家人能於日間提供部份照顧的長者）

▪ 暫託服務（毋須經過統一評估機制）

　為體弱長者提供短期或臨時的日間照顧服務，讓照顧者有歇息的機會

輪候時間：約六個月（截至 2022 年 8 月）

提供單位：93 間津助及 71 間自負盈虧日間護理中心

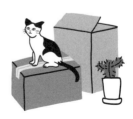

C. 長者社區照顧服務券

　　政府近年推出的長者社區照顧服務券，以「錢跟人走」的概念，將資助直接給予長者，由長者和家人決定選擇哪種服務和單位，例如可以選擇一周去三天日間中心，然後再有上門的家居服務。

　　計劃設有入息審查和共同付款機制，按長者及同住家人的入息，去釐定付款級別。共同付款金額共分六級，長者須支付的金額為社區券服務組合價值的 5%、8%、12%、16%、25%、40%，亦可額外付款，向認可服務單位購買高於社區券價值或認可服務範圍以外的服務。

　　社區券的面值會根據綜合消費物價指數按年調整，截至 2022 / 2023 年的每月社區券面值，最高為 $10,070，最低為 $4,210。

STORY
如何申請服務券？

　　會計師 Elaine 最近成了朋友間的「顧問」，不斷解釋如何替爸爸申請政府服務。「我是誤打誤撞好好彩，再加上尋根究柢，當作核數一樣去查明！」她拿出厚厚一疊文件，還細心地畫了申請服務的「路線圖」。

　　2015 年 10 月，Elaine 的爸爸經私家老人科醫生確診患有認知障礙症，她馬上開始替爸爸找培訓，希望延緩退化。「我找了四間中心，都說『要排隊㗎』就關門，好不容易才有一間的社工好心，拿出文件告訴我，應該找那間中心去申請。」她已經不記得是所屬地區的長者地區中心，還是鄰舍中心：「我讀過書，都覺得這些簡稱和制度好混亂，

怎要求長者明白？有時講錯名字，社工就會說不關他事，要非常有韌力才可以面對。」

Elaine 按著資料致電那中心，聽電話的轉來轉去，直到找到「對」的人回答，已經是 11 月中。來來回回好多通電話，社工十次有九次都不回覆，Elaine 堅持一直打，終於在翌年 3 月中可以與社工首次見面。幸好 Elaine 可以彈性工作，能夠抽出平日下午，否則只剩周末有空，社工又是長短周工作，一定要等更長時間。

社工見了 Elaine，再約見 Elaine 和爸爸，直到 5 月才有資深社工家訪。「那是一位木無表情的社工，拿著四、五十頁文件，就像核數一樣去審查。」Elaine 相信過程中有兩個關鍵，第一是：要講事實，也要講得好慘。

「要說出整個家庭的潛在風險。」 Elaine 說目前爸爸雖然由媽媽照顧，可是媽媽做過心臟手術、曾經中風：「要強調可見的未來，是有機會不能照顧自己。」她說很多照顧者一被社工問，什麼都沒答就哭出來。

第二個關鍵是患者本身說願意入院舍。「社工期待認知障礙症的患者本身也可以清楚表達意願，其實很難的。」Elaine 說媽媽不想爸爸入院舍，她當時解釋排院舍要等三五七年，不如先排隊。所以當社工問起，爸爸懂得回答：「要住時，都無辦法。」「我發覺申請是要有技巧的，我去了認知障礙症患者的家屬小組，很多情況比我爸更差的，都沒法申請。」Elaine 家住天水圍，而無法申請的分別住在觀塘、沙田，也許地區亦影響申請資格。

突然有社區服務

2016 年 5 月中,社工正式把個案呈交社署,同時申請社區和院舍服務,7 月 Elaine 收到社署信件,爸爸已經列入長期護理服務編配系統。「他『入隊』了!」Elaine 隨即要填報心水的院舍和日間中心,當時以為要開始等「三五七年」,沒想到 11 月就收到邀請參加「長者社區照顧服務券試驗計劃」。

Elaine 自覺非常幸運,一兩個星期就回覆參加和寫明選擇的服務:讓爸爸到荃灣一間專為認知障礙症而設的日間中心,一個月九次。「我當然想更多日數,天天去也只是一千四百多元,超抵!可是中心安排不到交通。」她整個過程都是自己找資料,自己評估爸爸的需要,沒有問社工:「社工似

乎也不清楚服務券的內容。」因為爸爸是與弟弟同住，計算家庭收入，每月只需花五百多元去日間中心。

很快地，11月底社署已經寄來通知書和「社區照顧服務券證明書」，Elaine馬上讓爸爸去日間中心受訓。「之前單是找對中心、找對社工、等社工……已經用了大半年，沒想到7月排隊，11月就安排到服務！」雖然這距離爸爸確診已經超過一年，Elaine仍然自覺非常幸運。

2017年7月，社署再主動邀請Elaine爸爸參加「長者院舍住宿照顧服務券試驗計劃」，這計劃除了入息審查，還有資產審查，爸爸也只需三千多元就可以入住。「我們沒打算讓爸爸住，可是這令我們很放心，萬一有需要時也有院舍照顧。」一些社工批評計劃可選擇的院舍多是私營院舍的買

位，但 Elaine 說名單上也有一些津貼院舍，有一間日間中心還是爸爸曾去過的，印象很好。

另一個坊間批評是，參加了這些照顧服務券試驗計劃，就會暫停排津助的社區和院舍服務，但這對 Elaine 不是問題：「一來不用服務券，就可以重新排隊，二來我最想是爸爸快快可以得到訓練，並不是為了送入老人院。服務券讓他加快訓練，非常好。」

「政府服務識用和不識用，分別好大。」Elaine 最後總結：「但要強調的是：我是會計師，如果一般長者如我媽媽，怎能處理？」

申請路線圖

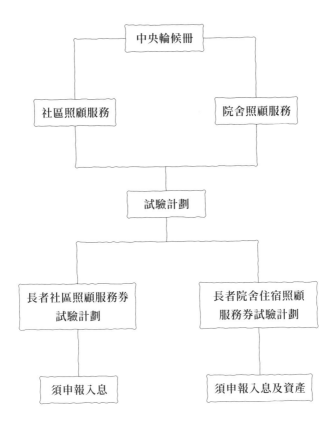

```
                    ┌──────────────┐
                    │   中央輪候冊   │
                    └──────────────┘
          ┌──────────────┐      ┌──────────────┐
          │  社區照顧服務  │      │  院舍照顧服務  │
          └──────────────┘      └──────────────┘
                    ┌──────────────┐
                    │    試驗計劃    │
                    └──────────────┘
    ┌──────────────────┐      ┌──────────────────┐
    │  長者社區照顧服務券  │      │  長者院舍住宿照顧   │
    │     試驗計劃       │      │  服務券試驗計劃     │
    └──────────────────┘      └──────────────────┘
    ┌──────────────┐          ┌──────────────────┐
    │   須申報入息   │          │   須申報入息及資產   │
    └──────────────┘          └──────────────────┘
```

有得揀都要識揀

香港安老服務引入有資產審查的服務券計劃，是始於 2002 年林鄭月娥擔任社會福利署署長時發表的〈署長隨筆〉，提出「用者自付、錢跟人走」。2008 年安老事務委員會委任顧問研究，2013 年 9 月推行為期四年的「長者社區照顧服務券試驗計劃」。

政府相信服務券可以讓用者更有選擇，但這選擇是受限於合資格單位提供的服務，像 Elaine 原本希望可讓父親花更多時間去日間中心接受訓練，但因為安排不到交通而要減少。

社署於 2020 年 10 月推行第三階段「長者社區照顧服務券試驗計劃」，全港 18 區都有服務，數目最高可達 8,000 張。另一關鍵是使用服務券一般需

要有中立的個案經理（case manager），替使用者選擇適合的服務，但目前社署只向長者院舍住宿照顧服務券試驗計劃的使用者，提供個案經理。不是所有照顧者都像 Elaine，懂得使用社區券。

照顧筆記

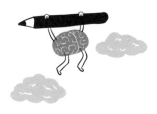

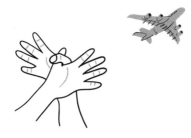

4 ｜ 度身訂造的照顧

子女移民時，父母身體可能仍然相對健康，但隨著歲月流逝，漸漸出現不同的需要：突如其來的跌倒、中風、意外，或者各式各樣的長期病，需要仔細管理健康。

上一章是津助照顧服務，這一章是自費的上門醫護服務，部份更可為移民子女度身訂造留港父母的照顧計劃。找服務之前，宜先了解父母的身體狀況，從不同角度考慮。

1. 健康情況

疾病診斷：

- 需否進一步評估？

- 聽取更多專業醫學意見？

- 治療選項，包括風險、益處、替代方案與成本

疾病預後：

- 過程

- 可能的結果

- 可能的併發症或復發機會

醫護決定：

- 當下與未來的選項

- 被照顧者的心願

- 被照顧的場所

2. 即時考量

- 準備表明心願的文件，包括預設照顧計劃、持久授權書、遺囑等
- 被照顧者的決策能力，可動用的財務資源、是否抗拒接受照顧？
- 誰會是主要照顧者？家人如何分工？
- 整體管理，化解爭論

3. 後勤支援

- 當下與未來的住所
- 交通

4. 法律問題

- 當下與未來的法律問題

5. 財務

- 目前擁有的財產

- 可獲得的資源

- 可用的保險

- 目前與未來的權益

資料來源：《父母老了，我也老了》

自費照顧計劃

　　一些社福機構和私營機構會提供家居照顧、醫生上門及復康服務等，按長者需要配對照顧員、職業治療師、物理治療師、言語治療師、社工、護士或醫生等。

* 費用截至 2022 年 8 月

安心社 ComHome

由資深註冊社工李偉蕾、高君妍創辦的「安心社」，提供上門護理及陪診服務，近年有三份一的顧客都是計劃移民的夾心階層。

有兒子以往每星期會陪媽媽到診所洗腎，但為了陪伴海外升學的子女，需短暫離港。離開前，他找「安心社」傾陪診安排。李偉蕾說：「他跟得好貼，生怕媽媽洗腎後要等車，會暈，堅持自己在外國 call 香港的士，接我們回家，而我們每次服務都會即時 WhatsApp 報告。」

高君妍說「安心社」特別之處，是社工類似個案經理，跟照顧者一同設計照顧方案，並且參與首次陪診員上門，以及開設 WhatsApp 群組。她解釋：「如果用替代式的服務，移民子女會易愧疚，我們更希望是參與式，由社工、陪診員做中間人。」

1. **陪診護送**：即時和家人影像通話、提供診後報告和交代醫囑

2. **上門服務**：認知訓練、復康運動、健腦遊戲、傾偈

3. **外出陪伴**

4. **協助安排**：探訪陪伴、代購、床邊照顧

5. **輔導及轉介服務**

收費：

- 陪診、護送、外出服務：每小時 $100、已獲醫管局醫療費用減免資格人士每小時 $80，兩小時起

- 上門護理：

 護理員：每小時 $120

 保健員、復康助理：每小時 $140

 腸道造口支援服務：首五至八次每次 $80，之後每次正價 $120

電話、WhatsApp：5400 7636

香港健康管家 HK HealthKeeper

「近來不少家庭移民，部份長者選擇留港或者過一段日子才會合家人。無論如何，作為子女的都希望能夠為留港父母安排生活。」負責人說：「長者的健康是子女最關心和最放心不下的，老人家的健康狀況、情緒、實際生活安排如覆診安排、生活事情，都需要照顧和支援。」

由臨終到離世，醫護團隊一直上門支援病人，甚至可以安排殯葬公司辦手續及移送遺體。團隊近年因應社會需要，設計「健康管家」服務，內容包括：

1. **首次上門健康及環境評估**：生命表徵、認知評估、環境風險評估、情緒評估、藥物評估等

2. **每月兩次上門探訪關顧**：量度生命表徵、視察環境、與照顧者交流、提醒覆診安排、記錄及向海外家人匯報會面內容等

3. **與海外家人聯絡、通訊**：設立 WhatsApp 群組，
   讓親人、家傭與管家團隊即時就長者健康問題交流
   及報告

4. **協助安排（需額外報價）**

- 外出陪診服務　　▪ 專科護理　　▪ 復康服務
- 覆診翌日上門檢查服藥安排　　▪ 住院跟進
- 職業治療師／物理治療師／護士到戶服務
- 「傾偈陪伴」服務

收費：

每月 \$1,800

電話：5238 7788 / 6321 7116

愛回家 - 安老護理服務平台

資深護士開辦，由護士團隊上門提供護理、照顧、物理治療及復康服務，並有外傭指導服務。近日因應移民家庭，專為居家安老者及海外家人設以下服務：

1. **首次上門健康及環境評估**：一小時 $980，可用醫療券

2. **護士定期上門探訪**：每月有註冊護士家訪，首月一星期一次，之後兩星期一次檢查長者健康及服藥情況

3. **設家庭通訊群組**：與親人及外傭設 WhatsApp 群組，提供 24 小時顧問服務，作緊急需要及日常護理查詢。機構會跟海外家人匯報情況，教外傭或家人簡單護理、扶抱等

4. **協助安排其他護理服務**：機構團隊包括：中西醫、物理治療師、職業治療師、營養師、照顧員、言語治療師

收費：每月一千多元

電話：6360 9309

老友宅醫

尖沙咀設有診所，亦可上門，而覆診、藥物調校、第二醫療諮詢、晚期疾病醫療照顧等，可以選擇視像診症服務。

照顧者可於辦公時間內，電話、WhatsApp、Facebook 聯絡或預約服務。

收費：普通科收費 $1,900（包上門應診費用及十日基本藥品）

電話：3521 1564
WhatsApp：6332 4599

長者安居協會「千里顧」

除了長者安居協會 24 小時的「平安鐘」服務，用戶亦可以試用收費的「千里顧服務」先導計劃。協會每月向子女提供重點報告，包括長者有否按鐘求助、如期覆診，亦有團隊定時聯絡長者，了解心理、社交等需要。

協會的「一線通管家易」亦會提供上門及到戶照顧服務，以及特別復康計劃。

收費：

千里顧服務：每月收費 $223-$390，視乎平安鐘種類

護理員：首三小時 $360，其後每小時 $110

保健員：首三小時 $450，其後每小時 $140

物理治療師：評估 $1,000，訓練 $1,800

家居復康計劃：針對中風、跌倒、柏金遜症、退化性關節炎或認知障礙症患者 每期 $4,930

服務地區：全港

電話：2345 4455　WhatsApp：9152 1900

東華三院「好當家」家居服務

提供家務助理、鐘點及長者陪診轉介服務。

收費：護理員 / 家務助理每小時 $95-$120

服務地區：沙田及鄰近地區

電話：2636 5166 / 6629 1383

和悅會家居服務隊

為居家長者提供上門照顧及護理服務，接受社區服務券。

收費：

註冊護士：每小時 $884，兩小時起

登記護士：每小時 $884，兩小時起

護理員：每小時 $234，兩小時起

保健員：每小時 $234，兩小時起

物理治療師：每小時 $884，兩小時起

職業治療師：每小時 $884，兩小時起

言語治療師：每 50 分鐘 $724

服務地區：全港

電話：3188 8997

悉護專業護理服務

度身訂造護理方案，提供到戶照顧服務，包括復康訓練及護理服務、中風後復康治療、活動能力訓練、鼻胃管灌食、傷口或造口護理等；家居支援服務，清潔、陪診、個人照顧等。

收費：

註冊護士：每小時 $238-$810

登記護士：每小時 $210-$650

保健員：$111-$275，兩小時起

物理治療師：每 45 分鐘 $1,580

職業治療師：每 45 分鐘 $1,580

護理員：$103-$220，兩小時起

服務地區：全港

電話：2628 7020 **WhatsApp：**6737 1999

照顧筆記

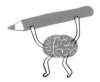

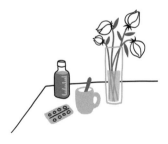

5 | 離開醫院後

移民子女最擔心的，可能就是父母出事而被送入醫院。

尤其離開醫院後，父母往往因為護理欠佳，體力變得更弱，可能失去胃口、體重急跌、臥床太久沒法走路，甚至出現壓瘡等情況。香港中文大學醫學院內科及藥物治療學系教授郭志銳以「坐月」來形容長者離開醫院後，要好好休養一段時間才能康復。

目前，病人離開公立醫院後，若被評定為有較高風險再次緊急入院，可使用兩個政府支援計劃：「離院長者綜合支援計劃」及「支援在公立醫院接受治療後離院的長者試驗計劃」。

社福機構亦有多個津助計劃支援離院長者；經濟環境許可的，也可考慮請醫護人員上門，代移民的子女照顧父母。

醫管局離院支援

離院長者綜合支援計劃（IDSP）	
機構：醫院管理局	**資源**：政府撥款
服務時間：平均支援九星期	
收費：根據個人或家庭的經濟情況分三級計	

推行範圍：公立醫院

對象：60 歲或以上、剛離院而被評定為有較高風險再次緊急入院的病人

參與人員：

- 「出院規劃隊伍」包括醫生、護士、職業治療師、物理治療師等
- 「家居支援隊伍」包括醫管局委託社福組織、社工、護理員等

服務內容：

- 住宿（最長四星期）、出院規劃、康復服務、護老者培訓
- 家居照顧，包括送飯、清潔、陪診、簡單護理等

支援在公立醫院接受治療後離院的長者試驗計劃（至 2023 年 9 月 30 日）

機構：社會福利署　　**資源**：關愛基金

服務時間：一般不超過四個月

收費：

- 膳食服務：每餐 $13-$19

- 個人護理、家居照顧、看顧、護送、復康服務、家居安全評估及改善建議、護理服務：每小時 $5.5-$19

- 過渡期日間護理服務：每日 $41.5

- 過渡期院舍住宿照顧服務：每日 $62

推行範圍：三個醫院聯網（九龍東、新界東及新界西聯網）的十間醫院，包括基督教聯合醫院、將軍澳醫院、靈實醫院、威爾斯親王醫院、雅麗氏何妙齡那打素醫院、北區醫院、沙田醫院、大埔醫院、屯門醫院及博愛醫院

對象：因病況暫時失去自理能力，經醫管局評估為有過渡期護理及支援需要，但未能受惠於現行的「離院長者綜合支援計劃」的病人

參與人員：醫生、護士、職業治療師、物理治療師、社工、護理員

三個社福機構各設有「過渡期照顧隊」：九龍東由基督教靈實協會營辦、新界東由香港青少年服務處營辦、新界西由循道衛理中心營辦

服務內容：提供過渡期社區照顧及支援，安排院舍住宿照顧服務

電話：

基督教靈實協會：2174 2231

香港青少年服務處：3990 1500

循道衛理中心：3565 2264

以觀塘聯合醫院為例，「離院長者綜合支援計劃」由基督教靈實協會「改善家居及社區照顧服務隊」負責，只要醫院轉介，都會受理。

「每日大約有 100 至 120 個新個案。」團隊主任莫憲諭在 2018 年受訪時表示，觀塘屬老區，有三成個案是獨居長者，與雙老家庭及日間無照顧者支援的長者合計佔總個案五成。

這些個案當中，有五成至六成人都可以回復到未入院前的生活水平。

「有些地區若長者有社康護士跟，未必會安排離院長者綜合支援計劃。但我們這裡兩者可以並存。」莫憲諭指個案經理會跟社康護士協調，例如社康護士負責替長者分藥，家居照顧隊上門送飯時負責提醒食藥。社康護士不會每日上門探訪，家居照顧隊則可把長者最新情況跟社康護士分享。

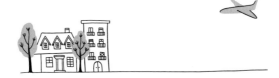

津助機構助回家

　　耆康會在 2013 年推出「出院易」一站式離院家居照顧服務，2018 年進一步推出「助回家」復康計劃，後來再發展為「e 家易」離院支援計劃。這針對年滿 60 歲、身體經歷突變、或患上早期認知障礙症的病人，由照顧員、職業治療師及物理治療師等上門協助復康。除耆康會外，香港大學秀圃老年研究中心、基督教靈實協會與香港聖公會麥理浩夫人中心亦有合作推行計劃。

　　這些計劃主要服務對象都是獨居長者，特別是未能參加醫管局「離院長者綜合支援計劃」的人士。

而耆智園就特別為認知障礙症人士提供「回家易」離院復康計劃。認知障礙症人士入醫院，由於難以溝通，不易護理，住院時間比一般長者更長，離院後身體和認知退化更為嚴重，需要悉心照顧。

賽馬會「e 家易」離院支援計劃（至 2023 年 2 月 28 日）

推行機構：耆康會、基督教靈實協會、香港聖公會麥理浩夫人中心

服務時間：

- 第一階段：日間中心復康訓練，為期兩至三個月，每星期兩至三日
- 第二階段：健康及家居支援，為期六至九個月

收費：

- 第一階段：半日 $80，全日 $120，交通及午膳費另計
- 第二階段：全期 $800，領取綜援或長生津者可獲部份津貼

推行範圍：

- 耆康會負責全港，當中沙田、大埔區有交通安排
- 基督教靈實協會負責觀塘及西貢區
- 香港聖公會麥理浩夫人中心負責新界西區，但接受其他地區申請

對象：

- 耆康會：60 歲或以上、離院後沒使用任何離院支援計劃的人士；參與「離院長者綜合支援計劃」後仍有復康需要，但沒有接受社區照顧服務的人士

- 基督教靈實協會：50 歲或以上、離院後有復康及照顧需要、並未獲政府資助服務的人士。申請人的主要照顧者需為 18 歲或以上，並願意參與照顧事宜

- 香港聖公會麥理浩夫人中心：50 歲或以上、有復康潛能及疾病管理需要、有意在家自理的人士

參與人員：社工、護士、職業治療師、物理治療師、護理員

服務內容：經評估後，提供中心復康服務及上門家居支援

賽馬會「回家易」離院復康計劃（至 2023 年 12 月 31 日）

推行機構：賽馬會耆智園

收費：

- 正價的一半，如需升級至其他房間或增加服務日數，需要補差額
- 正價住宿（四人房）每日 \$1,165-\$1,390、日間護理中心每日 \$475-\$615

推行範圍：全港

對象： ＊ 須符合以下所有條件

- 認知障礙症人士
- 因急病或突發情況住院，經醫生評估為適合出院，出院後可直接入住耆智園
- 使用住宿服務後將繼續於社區居住，並有照顧者照顧
- 能適應群體生活
- 經評定為身體及精神狀況適合入住

參與人員：社工、護士、職業治療師、物理治療師

服務內容：

- **計劃一**：12 星期住宿及日間照顧計劃，包括連續 28 天住宿服務及 8 星期日間護理中心服務（以每星期三天計），提供認知活動、個人護理、復康訓練、家居評估、社交訓練等

- **計劃二**：6 星期日間護理及訓練（以每星期兩天計），協助改善身體機能

- **計劃三**：設定個人照顧計劃，由專職人員與家屬照顧者會談，一個月後作出跟進，給予具體及實際的居家照顧建議，費用全免

地點：新界沙田亞公角街 27 號

電話：2636 6323

私營上門復康服務

離院支援計劃一般都是短期,之後若無法前往醫院的日間中心或者津助的日間護理中心,可能繼續需要上門支援。中風、認知障礙症、柏金遜症等長期疾病,亦需要長期復康及活動訓練,以下是一些機構提供的服務。

* 費用截至 2022 年 8 月

循道衛理康健坊

服務內容： 服務團隊包括物理治療師、職業治療師、言語治療師、社工及專職治療助理團隊，為持有醫生轉介信之人士提供中心或上門復康服務。

收費：

首次評估：$800-$1,000

物理治療師：每小時 $800-$1,000

職業治療師：每小時 $800-$1,000

復康治療助理訓練計劃：9 至 12 課 $2,500-$3,500

言語治療師： 每 45 分鐘 $800-$1,000

電話： 3586 1811 / 3577 8830

康之城

服務內容：由資深職業治療師開設，提供居家安老照顧及復康服務，亦有照顧者培訓及家居改善、復康器材建議。根據患者需要配對跨專業的服務，包括物理治療師、職業治療師、言語治療師、治療助理、陪診專員等。

收費：

上門復康評估：$3,000

治療師：每 50 分鐘 $1,000 起

電話：3742 8764

萃謙集團

服務內容：為不同復康需要的人士提供上門服務，包括職業治療、物理治療、藝術治療等，有需要亦可到中心個別訓練。

收費：每小時 $2,000

地址：九龍荔枝角青山道 682-684 號潮流工貿中心 23 樓 06 室

電話：9730 7565

靈實全護通

服務內容：為 50 歲或以上有復康需要的人士提供服務，安排護士及治療師上門進行評估，按需要安排不同的專業人員提供復康訓練。

收費：　首次護士評估 $1,416

　　　　　治療師每 45 分鐘 $1,380

電話：2663 3001

女青賽馬會青健坊

服務內容：由治療師制訂針對性的物理治療和認知能力復康訓練，安排照顧員上門訓練。

收費：每八節 $2,592

電話：2700 1750

國際音樂治療中心

服務內容：中心設「網上音樂治療服務」，讓中風患者在家中也可接受音樂治療。目標包括提升表達能力、改善大小肌能的活動及協調能力、改善與家人及照顧者的溝通、情緒支援如減低徬徨焦慮。

　　治療師會先進行 15 分鐘電話諮詢，再上門進行一小時評估，按評估與患者定下治療目標，然後每星期進行一至三次網上音樂治療，每次 50 分鐘。

收費：視乎情況而定

電話：2968 1710

復康用品租借

復康期間，輔助器材或會隨身體情況而需要更換，再者保養維修亦令人頭痛。一些機構就提供租借服務，部份還會有職業治療師跟進。

賽馬會「a 家」樂齡科技

賽馬會「a 家」樂齡科技教育及租賃服務中心提供一站式復康用品租借服務，包括上門教導、家居評估及建議改善、清潔、保養等。中心設大型清潔工場，積極培訓樂齡指導員，目前以沙田區為試點，服務範圍將擴大。早前「照顧者大大聲 Carers Voice」成員參觀了這個7,000 呎中心，體驗新式器材，並專訪項目總監和職業治療師。

電話：3153 5252

照顧者大大聲：
樂齡科技租定買？

影片：

照顧者大大聲：
照顧者樂齡法寶

影片：

香港紅十字會 - 輔助行動器材租借服務

器材及收費： 每月租金：輪椅 $120、步行架 $50、穿手柺杖 $50、助行架 $120、沐浴椅 $50、便椅 $80 等

電話：2610 0515 / 2802 0021

香港輪椅輔助隊

器材：輪椅、助行架、手杖、便椅等

收費：免費借用一個月，須付 $400 按金

電話：2194 9600

聖雅各福群會 護老者資源中心

器材：租借、二手售賣及轉贈輪椅、助行用具、醫院床、氣墊床等

收費：$20-$40

電話：2831 3223

保良局「康復一站通」

器材及收費：租借及二手售賣輪椅、助行器具、醫護床、便椅等。租借項目會個別收取按金及租金，例如輪椅每月租金 $120，按金 $200，最少要租一個月

電話：2422 1233

賽馬會復康座椅服務中心

器材及收費：每星期租金：輪椅 $70、電動輪椅 $220、泡棉或充氣減壓床墊 $60、可後傾座位浴椅 $140、電動復康床 $400、小型移位機 $160 等

電話：2736 8988

香港復康諮詢協會

器材及收費：每月租金/清潔費：電動輪椅 $400 / $50、電動護理床 $800 / $150、便椅 $60 / $100、助行架 $30 / $50、枴杖 $50 / $50 等

支付按金後，普通復康器材可免費借用兩個月，其後按月支付租金；電機及重型器材可免費借用三個月，其後按月支付租金。

電話：2388 9915

* 費用截至 2022 年 9 月

照顧筆記

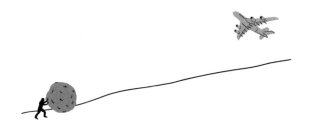

6 ｜ 監護令點樣用？

如果父母有認知障礙症，起居生活、求醫覆診都需要幫忙，甚至要安排院舍照顧。但子女移民後，無法事事躬親，怎樣能確保父母獲得合適照顧？

如果子女不放心，而醫生證明父母是精神上無行為能力人士（MIP），可考慮申請監護令。

隨著人口老化，近年約八成監護令的使用者，都是年滿 65 歲或以上的認知障礙症人士。

以下三類人可以提出監護令申請：

1. 長者的親屬，包括兄弟姊妹、配偶、子女及其配偶等，現正或曾經同住的人也可
2. 註冊社工
3. 註冊醫生

　　如果上述人士認為長者沒有獲得合適照顧，卻因精神上無行為能力而無法自行做決定，而監護令以外並沒有其他較少限制的方法能保障其利益，便可以向監護委員會提出申請。申請人和監護人，不需是同一人。

　　因此子女移民前，可以找值得信任、合適的親友擔任父母的監護人，親自或由對方提出申請，但事前應向對方交代清楚監護令下的責任、父母的財務狀況及照顧事宜。如果無合適親友，也可要求社

署署長擔任監護人。

一般而言，監護令程序需時至少半年，如果子女有移民打算，宜及早提出申請。

監護人有以下權責：

1. 決定長者的住宿、醫療、專業服務、財務、教育、訓練、就業及一般照顧需要。監護委員會根據長者的需要，決定授予部份或全部權力。

2. 動用長者本人的資產供養長者。

3. 為長者的每月收入開立戶口，並備存簡單收支紀錄。

4. 社署會委派社工跟進至監護期終結，每月探訪長者。監護人必須配合社工，提供全部居住、財務、醫療等的相關資料，亦須定時會見社工及每月呈交進度報告，如財務報表。

　　每月動用金額上限為 $18,000，而且只限流動資金，不可變賣長者的物業、債券、基金、股票等資產。因此即使長者的資產豐厚，監護人也只可以安排價格較低廉的院舍，未必最能切合其利益。

　　另外一點也需要留意：監護令的有效期首次不超過一年。臨近到期前，社工會向監護委員會提交報告，然後排期研訊，由委員會決定是否續期。每次續期的有效期不超過三年，沒有次數上限。

　　如果監護令中斷，便需要重新申請。如果想更換監護人，可要求提早召開覆核聆訊。

　　如欲動用全部資產，需要向高等法院申請成為長者的產業受託監管人，但程序較複雜、需時較長，並需要支付法律費用。

覆核表格

STORY
由社署署長監護

認知障礙症婆婆長期住在醫院精神科病房，丈夫已移居加拿大。

有一天，丈夫發現她欠下財務公司一筆巨款，並且出售了物業，將收益全數存入她與同居男友的聯名戶口中。丈夫於是聯絡社工，為婆婆申請監護令。

由於醫生報告指婆婆沒能力管理財產，委員會認為該名同居男友是不合法地侵吞婆婆的財產，最終委任社署署長為監護人，並建議社工報警。

子女移民時，父母身體可能仍然相對健康，能夠自行料理日常生活，不需他人介入。但隨著歲月流逝，父母認知和自理能力漸漸下降，他們可能無法再照料自己，甚至受到虐待如財產被騙。

這樣的情況下，家人也可以考慮動用監護令。但由於申請人必須在港居住，故可以聯絡在港的親屬或註冊社工跟進，並代為向委員會提出申請監護令保護長者。

如需要更換監護人，也一樣可以找社工申請。

如何申請？

申請監護令是免費的，不需要律師代表。除了申請表正本外，申請人必須提交兩份醫療報告，其中一份必須是由醫管局認可的精神科或老人精神專科醫生填寫，證明長者是精神上無行為能力人士。監護委員會、社署轄下的醫務社會服務部和綜合家庭服務中心，皆可索取申請表。

監護委員會收到申請後，會向申請人、長者及其他參與照顧人士收集資料，並要求社署撰寫背景調查報告。然後向申請人發出聆訊通知書，告知聆訊日期、時間及地點。

下載申請表

監護委員會秘書處

電話：2369 1999

地址：尖沙咀漢口道 28 號亞太中心 8 樓 807 室

電郵：gbenquiry@adultguardianship.org.hk

辦公時間：周一至周五 8:45am-5:30pm

周六、日及公眾假期休息

照顧筆記

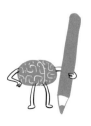

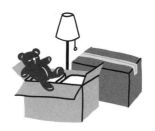

7 ｜子女離開後

最後一章，換換角度：子女決定離港，父母想法如何？

「照顧者大大聲 Carers Voice」的成員可能是當下的縮影：照顧者留在香港照顧父母，可是好幾位子女都先後離開香港，到加拿大讀書、去日本工作、甚至定居英國。大家都很積極找辦法，希望讓子女安心。

SHARING
照顧者潤秀：

我媽未患上認知障礙症時，已申請了老人院，到成功申請，我才透過社工知道。當時媽媽已確診，並計劃好照顧方法，所以沒有送她去老人院。

媽媽的做法給了我很大安慰：我有能力的話，當然會讓媽媽留在家中照顧，但若沒有能力，也可跟從媽媽的意願送她到老人院，這令我很安心。所以我也跟兒子說：婆婆患認知障礙症，所以我也很大機會患病，若你有能力就照顧我，否則可送我進院舍。

人只能活在當下，如子女有能力照顧當然好，萬一做不到，他們會很不舒服。我希望兒子也像我一樣，做能力所及的事，並感到安心。

照顧者小惠：

姐姐和外家很多親戚在外國，我自己也有外國公民證。若丈夫或子女要求我移居外地，我會很掙扎，但始終會選擇留港陪伴媽媽。也許她只剩下一年、兩年或三年壽命呢？家人若是愛我，他們應會理解和支持我。

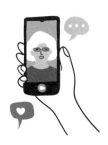

　　子女與父母的關係細水長流，未必會因地域而改變。若子女真的要移民，照顧者 Eva 提出四大處理方法：

1. 籌備時：

　　開心見誠地討論，讓長者明白子女的掙扎和難處，不要隨便找間老人院送父母進去，令他們感到被遺棄。

2. 離開前：

　　找一間願意合作、能幫忙的院舍，例如容許定期視像見面、有事會聯絡子女、有面書讓子女知悉院內活動情況等。

3. 離開後：

定期聯繫很重要，「我兒子在外國，但感覺跟他距離近了，因為可透過 WhatsApp 交流，他比以往更關心我。」

4. 回港時：

定期回港去老人院探望時，可著意結識其他家屬，從不同途徑取得更多長者的資訊。例如經常到院舍探訪媽媽的小惠，就常被其他家屬在 WhatsApp 託付，請她幫忙關顧他們的親人。

照顧者大大聲：
照顧者要移民？

影片：

SHARING
女兒在日本

文：照顧者蒲公英

女兒向來獨立自信，又愛冒險：初小已自行乘火車去參加興趣班，初中獨自乘飛機去美國讀暑期班。她素來嚮往別國文化，尤其日本。中學階段已能熟練地操日語的聽、講、讀、寫。

她一直想去日本發展，奈何當時我一直患病，所以她一直留在我身邊，直至 29 歲那年，她要求參加工作假期簽證，去日本體驗生活一年。我實在沒有什麼理由去阻止她。

自從她去了日本，我要面對一個人獨居的生活，這是我人生中第一次。我努力去安排自己有恆常規律的作息，並且非常努力去實行，在日間還可

以，到了晚上，只剩下自己一個和四周冷冰冰的牆壁，難免有些寂寞。

多得現今的科技，我們仍可常常利用智能電話通訊，減輕了孤單的感覺。

日子一天一天過去，接近一年了，想女兒又可回到我身邊——豈料她竟找到一份穩定的工作，並獲得了來年的工作簽證，當時我很矛盾，一方面想她回來，但另一方面又為她找到自己的路向而高興。

學習放手，真是一份很艱難的功課。但回頭想一想，如果女兒不只是工作，而是在日本結婚了，我能自私地要求她回來嗎？就算她在香港，她也有自己的生活，總不能永遠留在自己的身邊，真的是時候放手了，想清楚後，人也釋然了。

如今，女兒不經不覺已在外八年了。

囡囡，我真的很掛念妳！

擔起新角色

女兒去了日本，我就常一個人在家。

自從離開職場，我就是家庭主婦，社交生活甚少，女兒離開後，我的生活失去重心，連每日三餐也是草草了事，心裡總是空蕩蕩。

我知道這樣很不健康，情緒遲早會出狀況，於是我去找住處附近的非牟利機構，希望可以做義工打發時間，可惜一直都找不到合適的工作。

某一天，我在互聯網看到倪匡先生的見證，就跑去一間樓上小教會，接著我經常返教會，每周三天下午在教會陪小學生們做功課，另外兩天則教少數族裔的小朋友中文和功課，自此生活有了重心，整個人也豁然開朗，思女之情也減輕了一點。

直至父親入了安老院，我要回娘家照顧母親，

從那時起，我便當起照顧者這個角色。

　　媽媽是個很有個性的人，我行我素，照顧是很大的挑戰；加上兄弟姊妹的諸般意見，當時真是壓力爆煲！好在媽媽也體會我的難處和壓力，就算不大願意，有時也會聽聽其他人的勸說，減低我的壓力。

　　女兒在日本，也頻頻找我，聽我訴苦。她常勸我不要「死頂」，要為自己找出口，給自己有喘息的時間和空間，這才能長時間去照顧媽媽。

　　女兒勸我享受與媽媽單獨相處的時間，每次相聚都是最「正」的溝通，把小時候欠缺的都補回來。我跟著女兒說的話，漸漸地我的壓力減少了，和媽媽的關係更親密了，直到母親離世。

丈夫病了

2016 年丈夫確診患上認知障礙症，女兒很震驚和擔憂，多番問我能否自行處理爸爸的情況，是否需要她從日本搬回來？

當時，丈夫只是早期患者，生活上並沒有什麼重大改變，只是比以前更沉默，當然不需她搬回來。

從那時起，我就四處尋找有關認知障礙症的資料。2017 年開始參加大智飯局等活動，學習了很多關於認知障礙症的知識、如何與患者相處的秘技，所以生活仍可以正常運作。

及至 2019 年，丈夫病情急轉直下，甚至需要入住安老院，身邊的人都覺得女兒應該回來照顧父親，夫家的家人反應尤其大，覺得回來是順理成章

的事，如不回來就罪大惡極！

其實女兒也多次說放棄日本的一切回來照顧父親。

可是這次反而是我冷靜起來，首先孝順並不是要放棄一切跑回家去做照顧者，孝順其實是有很多不同的模式，每個人，每個家庭都不一樣。

記得當時我問你：「你回來照顧，爸爸的病情會逆轉變好嗎？」

「當然不會。」

「這些年來，你在日本快樂嗎？」

「快樂呀！」

「那你為什麼放棄快樂跑回來？我們做父母的，不就是希望子女健康快樂嗎？再者，到我和你爸都走了，人在香港的你會有什麼打算？你能找回你的快樂嗎？」

然而第三天，女兒就出現在我的面前，雖是留港短短一星期，但這已是對你的爸爸和我最大的支持。

疫情無法回港

轉眼 2021 年，疫情已超過一年半，長期居於海外的女兒已兩年沒有回來，真的很掛念她。

本來只是惦記著她，但近日因生病而需要入院治療，情況就變得不一樣——當我入到急症室，真是誠惶誠恐，這是我從沒有的感覺！

丈夫患上柏金遜症和認知障礙症，我作為照顧者，每天都很忙碌，生活很艱辛但也很充實。然而當丈夫病情有變時，或是我生病時，我就慌了。這種時候很希望女兒能在身邊，為我們出謀獻策，還

有不可缺的支持。

在醫院急症室，我很害怕自己病情惡化，沒有人可以為我作醫療指示，若然最終要接受入侵性的治療，真是莫大的痛苦。

同時我也很擔心認知障礙症的丈夫，他一直由我自己照顧，若然我倒下，誰去照顧？這年半以來，院舍不能探訪，他已經衰退得很快，抑鬱和焦慮的程度也增加了不少，若連我都倒下，真不敢想像他會變成怎樣！

如果我倒下了，女兒又不能回來，相信她會十分焦躁！同時也會有罪疚感，這些對她情緒的負面影響，是我極不願意看到的。

講真，我已是相對積極和主動，懂得尋求協助，也有這麼多的憂慮。更何況那些子女也在海外，只剩獨自或二人留港生活的長者？

想念女兒

2022 年院舍已經多次爆發疫情：我作為照顧者，每天都忐忑不安。

丈夫一直大倒退，很想陪伴他，握握他的手，抱抱他，就算聽不懂他說什麼，也想聽聽他的聲音——可是這些都是遙不可及。我不知道哪一天，他會完全沒有反應，或者離我而去，這會是很大的遺憾。

女兒想回來探望，依然困難重重，講真，看見她爸爸一天比一天差，我也難免充滿負面的想法。有時真的很想有人幫我分擔、支持我，可是女兒在日本，遠水不能救近火⋯⋯

前陣子丈夫進了亞博，音訊全無，更覺得女兒不在身邊，那份無助我寫不出來。

現在每天我只能做應做的事，至於想做的事，消失很久了。

這是很多照顧者的處境：擱下了自己的需要，明知影響很壞，對自己也不公平，但出路在哪裡？

前面依然漆黑困頓⋯⋯

囡，你雖在遠方，我仍感謝你對我的支持。

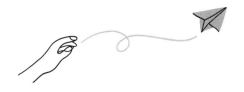

書籍編輯	陳曉蕾
書籍助理編輯	宋霖鈴
專題編採團隊	蕭煒春、蘇汝卿、劉偉琪
書籍設計	Half Room
插畫	@o_biechu

出版	大銀力量有限公司
	九龍油麻地上海街 433 號
	興華中心 21 樓 03-04 室
	bigsilver.org

發行	大銀力量有限公司
承印	森盈達印刷製作
印次	2022 年 10 月初版
規格	120mm×180mm　152 頁

**BIG SILVER
COMMUNITY
大銀力量**